DE LA

LUXATION DES TENDONS DES MUSCLES

PÉRONIERS LATÉRAUX

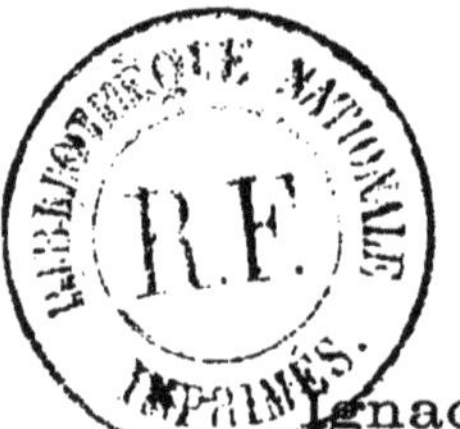

PAR

Ignacio GUTIERREZ,
Docteur en médecine de la Faculté de Paris et de l'Université de New-York,
Docteur en chirurgie dentaire,
Médaille d'or de la même Université et Lauréat (prix Arnold) 1874,
Ancien répétiteur de mathématiques au Séminaire de Santa Fé de Bogota.

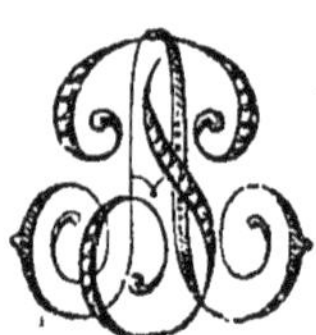

PARIS
A. PARENT, IMPRIMEUR DE LA FACULTE DE MEDECINE
RUE MONSIEUR-LE-PRINCE, 29-31

1877

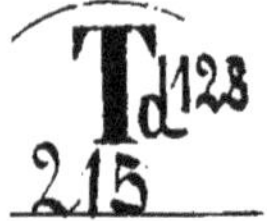

DE LA

LUXATION DES TENDONS DES MUSCLES PÉRONIERS LATÉRAUX

PAR

Ignacio GUTIERREZ,
Docteur en médecine de la Faculté de Paris et de l'Université de New-York,
Docteur en chirurgie dentaire,
Médaille d'or de la même Université et Lauréat (prix Arnold) 1874,
Ancien répétiteur de mathématiques au Séminaire de Santa Fé de Bogota.

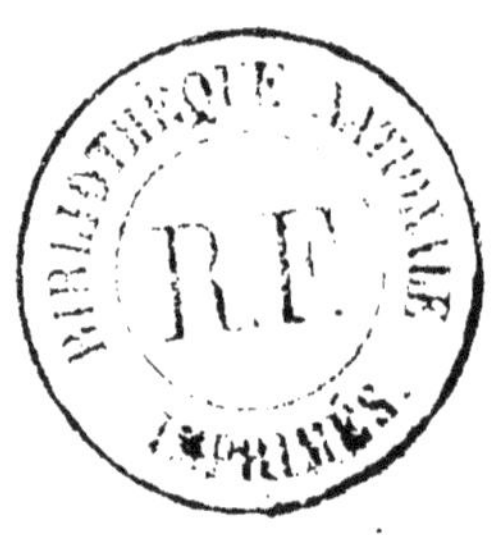

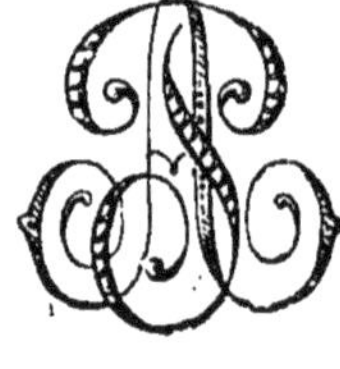

PARIS
A. PARENT, IMPRIMEUR DE LA FACULTE DE MEDECINE
RUE MONSIEUR-LE-PRINCE, 29-31

1877

A MON PÈRE

M. IGNACIO GUTIERREZ VERGARA

Ex-président de Cundinamarca (république de Colombie)
Ancien ministre des finances
Président du conseil
Ancien président du Sénat.

Témoignage de respect et d'affection profonde

A MES CHERS ET ILLUSTRES MAÎTRES :

M. LE PROFESSEUR BROCA

M. LE DOCTEUR LÉON LABBÉ

M. LE DOCTEUR PÉAN

M. LE DOCTEUR LÉCORCHE

M. LE DOCTEUR C. MANRIQUE DE LARA

Hommage de ma profonde reconnaissance.

DE LA

LUXATION DES TENDONS DES MUSCLES

PÉRONIERS LATÉRAUX

INTRODUCTION.

Le sujet des luxations musculaires ne compte pas parmi ceux qui ont été les plus fréquemment étudiés. L'idée de ces luxations date cependant des auteurs les plus anciens, comme le laisse soupçonner le passage suivant tiré des œuvres d'Hippocrate (1). « Toutefois, il « est une circonstance qui favorise la luxation : de tous « les tendons et de tous les muscles placés près des ar- « ticulations auxquelles ils sont attachés, ceux que « l'exercice soumet aux mouvements les plus fréquents « sont aussi ceux qui peuvent le plus céder aux disten- « sions, de même que les cuirs les mieux assouplis sont « ceux qui prêtent le plus. »

De même Vidal (de Cassis) dans son traité de pathologie externe, nous transmet le passage suivant extrait des œuvres du même auteur:

« La mâchoire se luxe rarement; toutefois elle « éprouve dans les bâillements de fréquentes déviations, « telles que celles que produisent beaucoup d'autres dé- « placements des muscles et tendons. » (2)

(1) Hippocrate, traduction par E. Littré, t. IV, *des Articulations.*
(2) Hippocrate, *loc cit.*, p. 22.

Ce n'est pourtant qu'à la fin du dernier siècle que nous trouvons des descriptions plus précises de cet accident, et c'est à Pouteau que revient l'honneur d'avoir le premier attiré plus particulièrement l'attention des chirurgiens sur cette question. Il nous parle des difficultés qu'il éprouve à écrire sur une maladie qui était restée jusqu'alors inconnue, et s'occupe ensuite d'une luxation présomptive du splenius (1). D'autres auteurs ont aussi parlé de plusieurs de ces luxations musculaires, telles que celles de la longue portion de tendon du biceps brachial (William Cowper (2), Monteggia (3), Fleury (4). Stanley (5) ; celles du grand et du petit rond, du triceps brachial, du biceps crural et du plantaire grêle (Sebregondi (6).

Nous avons trouvé dans le journal anglais « *The Lancet* » (7) la description d'un cas de luxation du muscle couturier ; l'auteur de l'article considère ce fait comme étant unique dans la science ; Portal (8) cite pourtant trois cas où l'autopsie révéla un déplacement de ce muscle. Finalement, nous trouvons des descriptions assez complètes de la luxation des tendons du muscle jambier postérieur et de celle des péroniers latéraux,

(1) Pouteau, *Œuvres posthumes*, 1783, t. II, p. 277.

(2) William Cooper, *Myotomia reformata*, 1693, p. 149.

(3) Monteggia, *Instituzione chirurgiche*, parte seconda, sezione seconda, 1803, p. 334.

(4) Fleury, *Gazette des Hôpitaux*, 1868, p. 191.

(5) Stanley, *London Medical Gazette*, 1829, t. III, p. 12.

(6) Sebregondi, *Medicinische Zeitung*, 1855 et *Gazette Hebdomadaire*, 1856, t. III.

(7) *The Lancet*, 1873, t. II, p. 602. Dislocation of Tendon of the Sartorius muscle.

(8) Portal, *Anatomie Médicale*, 1803, t. II, p. 411.

dans les travaux de Monteggia (1), Robert (2), Demarquay (3), Jarjavay (4), Legouest (5), mais nous possédons surtout un mémoire de M. Charles Martins, de Montpellier (6).

M. le professeur Broca a donné lecture de ce remarquable travail dans la séance de l'académie de médecine de Paris du 6 janvier 1874, et nous pouvons dire que ce jour a vu s'opérer la synthèse de tout ce que la science possédait alors sur le sujet des luxations musculaires. En effet, au travail déjà très-lumineux de M. Ch. Martins, s'est ajoutée la savante discussion à laquelle M. le professeur Broca, lui-même, ainsi que M. le professeur Gosselin et MM. Colin, Chassaignac, Legouest, Blot et Demarquay ont pris part.

Tout ceci prouve que la luxation musculaire est déjà un fait parfaitement reconnu ; et quoique le *processus* pathologique de cet accident ne sera pas décrit dans l'avenir de la même façon que l'a fait Pouteau, il n'en est pas moins vrai que les ouvrages classiques en contiendront des descriptions bien plus approfondies que celles que l'on a faites jusqu'à présent. Nous trouvons, en effet, bien peu de chose relatif à ce sujet, dans les auteurs les plus récents ; c'est ainsi que Vidal (7) (de

(1) Monteggia. *Loc. cit.* p. 336.

(2) Robert, *Gazette des Hôpitaux*, 1847, p. 389.

(3) Demarquay, *Bulletin de Thérapeutique*, 1861, p. 21.

(4) Jarjavay, *Gazette Hebdomadaire*, 1867, t. IV, p. 387.

(5) Legouest, *Gazette des Hôpitaux*, 1868, p. 191.

(6) Ch. Martins, *Archives de Médecine* 1874, p. 244 et *Bulletin de l'Académie de Médecine* 1874, p. 7, 35, 50.

(7) Vidal (de Cassis), *Traité de Pathologie externe* et de *Médecine opératoire*, 5e édit., t. II, p. 477.

Cassis), parle très sommairement de ce genre de luxation et Follin (1) ne s'en occupe presque pas.

A l'époque où Pouteau écrivait ses ouvrages, les notions sur les luxations musculaires manquaient presque absolument, comme nous l'avons énoncé plus haut ; c'est pourquoi ce chirurgien cherche à expliquer le silence des auteurs. Ses raisons nous semblent, cependant, un peu banales.

Il nous dit, par exemple, que les cordes tendineuses qui terminent une grande partie des muscles des mains, des pieds et des doigts, passant pour des nerfs dans l'esprit de ceux qui n'ont aucune teinture d'anatomie, leur déplacement n'a pas été mis sur le compte des muscles (2). Nous comprenons facilement que les gens étrangers à la médecine, puissent commettre de pareilles erreurs, mais ce n'est pas chez les rhabilleurs, selon l'expression du même Pouteau, que nous irions chercher des descriptions vraiment scientifiques.

Les auteurs sérieux se taisent sur ce sujet, mais nous ne comprenons pas comment ils pouvaient prendre pour un nerf le tendon du long péronier latéral, par exemple, quand nous trouvons une description de ce muscle dans des ouvrages aussi anciens que ceux de Galien (3). Nous préférerions trouver moins de modestie chez Pouteau et qu'il avouât que ses prédécesseurs n'avaient pas eu comme lui le talent de s'occuper de la question ; mais

(1) Follin, *Traité élémentaire de Pathologie externe*, 1869, t. II, p. 182.

(3) Pouteau. *Loc. cit.*, p. 302.

(2) Galien. Traduction par le Dr Ch. Daremberg, Paris, 1864, t. I, 1. p26. *Du membre abdominal.*

c'est cette modestie à laquelle nous rendons justice qui rehausse encore sa gloire.

Comment expliquer, cependant, le silence de presque tous les auteurs postérieurs à Pouteau ; pourquoi M. Ch. Martins a-t-il trouvé que ce point de chirurgie avait été peine effleuré? — Nous croyons que la raison doit en être cherchée d'une part dans la rareté même de ces luxations ; d'autre part, dans ce que cet accident a été sans doute confondu avec l'entorse, ou peut-être encore que la concomitance d'un accident plus sérieux, telle qu'une fracture a marqué ses caractères essentiels.

Nous apportons aujourd'hui comme une faible contribution à l'étude de ce point important de la chirurgie, deux observations de luxation des muscles péroniers latéraux qu'il nous a été donné d'observer quand nous suivions le service de notre illustre maître M. le professeur Broca.

L'une de ces observations nous est personnelle, nous devons l'autre à la bienveillance du savant chirurgien de l'hôpital des Cliniques.

Nous limiterons donc notre travail à la luxation simple des tendons des muscles péroniers latéraux.

ANATOMIE.

Les deux péroniers latéraux forment à eux seuls la région externe des muscles de la jambe, et se trouvent séparés des régions musculaires antérieure et postérieure par des cloisons fibreuses auxquelles ils s'attachent par la partie supérieure.

Le long péronier prend aussi insertion en haut sur

l'aponévrose de la jambe, sur la partie antérieure de la tête du péroné et sur une partie de la tubérosité externe du tibia; le court péronier s'insère sur le tiers moyen de la face externe du péroné et un peu au-dessous. A leur origine les fibres charnues de ces muscles, s'implantent immédiatement sur leurs points d'attache; mais bientôt elles se fixent chacune séparément autour d'un tendon membraneux, qui bientôt se rétrécit et s'épaissit en descendant et vient passer sur une gouttière en arrière de la malléole externe.

Le tendon appartenant au long péronier, après s'être réfléchi dans cette gouttière se porte très-obliquement en avant et en bas vers la gouttière du cuboïde, de là il se réfléchit une seconde fois, parcourt un canal ostéo-fibreux qui se dirige en dedans et en avant et va s'insérer au tubercule externe de l'extrémité postérieure du premier métatarsien. Le tendon du court péronier, placé sur le côté interne de celui du long péronier, dans la gouttière de la malléole, se réfléchit comme lui et se dirigeant d'arrière en avant, s'insère à la tubérosité du cinquième métatarsien.

Les deux tendons sont fixés au niveau de la malléole par une gaîne fibreuse qui leur est commune et que la même synoviale lubréfie, mais en avant de la malléole cette gaîne se bifurque et chaque tendon parcourt un canal qui lui est propre.

Les deux synoviales, cependant, communiquent ensemble. D'après Velpeau, (1) la coulisse qui renferme les deux péroniers ne paraît être qu'une suite du canal

(1) Velpeau, *Leçons orales de clinique chirurgicale*, 1840, t. III, p. 101.

aponévrotique qui les maintient isolés à la jambe.

Mais ce qui nous importe surtout de retenir ce sont les dispositions anatomiques suivantes :

1° Le tendon du long péronier latéral se réfléchit deux fois en formant deux angles, l'un supérieur, l'autre inférieur, dont les sommets correspondent respectivement à la gouttière de la malléole externe et à celle du cuboïde. L'angle supérieur est très-obtus, il mesure, selon M. Ch. Martins, 160 degrés. Les gaînes fibreuses maintiennent les tendons fortement appliqués contre les surfaces osseuses.

2° Tandis que l'ouverture de l'angle inférieur ne regarde jamais qu'en dedans, celle de l'angle supérieur peut regarder soit en dedans, soit en dehors, suivant les mouvements qui se passent dans l'articulation tibio-tarsienne et dans celle du tarse.

3° Tandis que le long péronier latéral est tout à fait tendineux au moment de traverser la coulisse malléolaire, le court péronier ne se dégage des fibres musculaires que lorsqu'il est parvenu au sommet de la malléole. (1)

4° Le tendon du court péronier se réfléchit une fois seulement et l'angle qu'il forme est presque droit.

M. le professeur Richer nous fait remarquer que la région tibio-tarsienne se moule sur le squelette d'une manière assez exacte pour que l'on puisse reconnaître à l'état normal toutes les inégalités qu'elle présente et les diverses saillies tendineuses qui s'y réfléchissent. (2)

(1) Sappey, *Traité d'Anatomie descriptive.* — Paris, 1869, t. II, p. 427.

(2) Richer, *Anatomie médico-chirurgicale*, 1873, p. 841.

HISTORIQUE.

Les chirurgiens, inspirés par les travaux de Pouteau, s'occupèrent bientôt des luxations musculaires. C'est Monteggia qui, au commencement de ce siècle, a signalé le premier cas de luxation des péroniers latéraux.

Robert, en 1847 a rapporté à la Société de chirurgie une observation sur le même sujet; vient ensuite Demarquay qui en 1862 publia dans la « Gazette des Hôpitaux » quelques observations du même genre.

Jarjavay dans la « Gazette Hebdomadaire » de 1867 en rapporta trois et enfin Legouest dans la « Gazette des Hôpitaux » de 1868 publia l'observation d'un cas d'entorse compliqué de la luxation de l'un des muscles péroniers.

Mais ce que nous possédons de plus complet sur ce ce sujet c'est assurément le mémoire que M. Ch. Martins de Montpellier a adressé à l'Académie de médecine de Paris, et dont M. le professeur Broca a donné lecture pendant la séance du 6 janvier 1874.

Enfin, nous possédons la thèse que M. le Dr Blanluet a soutenue en 1875 à la Faculté de Paris.

ÉTIOLOGIE ET MÉCANISME.

D'après les faits anatomiques que nous venons d'étudier, il nous sera facile de comprendre l'étiologie et le mécanisme de l'accident qui nous occupe.

Pour bien apprécier les effets de la contraction du muscle long péronier latéral, nous allons le considérer par la pensée, divisé en trois portions : la première qui s'étend de ses insertions supérieures sur le tibia et le péroné jusqu'à la gouttière de la malléole externe ; la deuxième qui va de cette gouttière jusqu'au commencement de la gouttière du cuboïde, et la troisième qui s'étend de ce dernier point jusqu'à l'insertion finale du tendon du muscle sur l'extrémité postérieure du premier métatarsien.

En effet pour que ce muscle puisse agir il faut que l'action motrice parcourt successivement ces trois portions. Un premier effet de cette contraction est de porter le pied en dehors, car la gouttière malléolaire représente alors une poulie à travers laquelle la force contractile peut s'exercer sur les points fixes, savoir : le sommet de réflexion du tendon sur le cuboïde et l'extrémité postérieure du premier métatarsien. Aussitôt que ce premier mouvement est effectué le tendon se fixe sur la gouttière de la malléole et la contraction s'exerce sur l'extrémité postérieure du premier métatarsien à travers le point de réflexion sur le cuboïde qui lui sert de poulie. Alors la pointe du pied s'abaisse et son bord interne s'incline en bas, la concavité de la voûte plantaire devenant plus prononcée. Ce muscle est donc rotateur du pied en dehors aussi bien qu'extenseur et abducteur (1).

Maintenant, supposons que le muscle s'étant déjà contracté autant que le permettent les articulations pour remplir cette triple fonction, qu'arrivera-t-il si un nouvel effort de contraction vient s'y ajouter ? Un résultat

(1) Il faut noter que M. Sappey désigne, sous le nom d'extension, le mouvement par lequel la face supérieure du pied se porte vers la face antérieure de la jambe. *Sappey*, *loc. cit.*, p. 6.

possible serait celui d'une luxation du pied , car le scaphoïde continuant à glisser de haut en bas sur l'astragale et les mouvements de l'articulation tibio-tarsienne s'exagérant de plus en plus, les os arriveraient à perdre leur rapport naturel.

Il faudrait pour que cet accident pût arriver que la contraction des muscles fût assez puissante pour vaincre la résistance des ligaments qui concourent à la solidité de ces articulations, mais l'effet n'est pas probable. D'autre part, puisque la force contractile s'exerce successivement de haut en bas, il y a des tissus qui doivent subir son action avant que celle-ci soit arrivée aux ligaments articulaires; parmi ces tissus, nous trouvons en premier lieu la gaîne fibreuse qui fixe le tendon contre la gouttière de la malléole externe.

En effet, l'énergique contraction du muscle tend d'abord à effacer l'angle supérieur qui a été décrit plus haut ; pour cela il presse fortement contre la gaîne, qui peut finir par se déchirer.

Pouteau émettait un peu de doute quant à la rupture de ces gaînes fibreuses. Il s'exprime en ces termes :

« Il me paraît certain que les tendons ne peuvent être « déplacés que par la rupture de leur fourreau mais la « force et la souplesse de ces gaînes et arcades ligamen- « teuses nous démontrent qu'il faudrait de très-grands « efforts pour les déchirer : et on ne voit pas de quelle « manière cela arriverait sans que les tendons ne cou- « russent eux-mêmes le risque de la rupture. La con- « traction forte et subite des muscles du poignet par « exemple, pourrait seule tendre à rompre les gaînes « ligamenteuses qui enveloppent leurs tendons, mais il

« faut observer que toutes les fois que le poignet ne sera « pas fléchi ou renversé, cet effort sera toujours impuis- « sant.

« L'expérience, qui a appris qu'une contraction forte « des muscles jumeaux et solaires peut casser le tendon « d'Achille, n'a jamais montré la rupture de ces gaînes « ligamenteuses, et j'avoue que la rupture d'un tendon « me paraît plus facile que celle de la gaîne qui l'enve- « loppe. » (1)

Ici nous sommes forcé d'avouer que nous ne partageons pas les idées de Pouteau, du moins dans un sens aussi absolu. Nous comprenons, en effet, que la contraction du tendon d'Achille s'exerçant en ligne droite, non pas sur la gaîne, mais surtout sur le calcanéum sur lequel il s'insère, doit plutôt produire la rupture du tendon que celle de sa gaîne. Le calcanéum résiste, et nous savons que : « toutes les fois que dans une chute ou un effort violent les os pourront résister, les tendons se casseront ; il arrivera le contraire si les tendons résistent. » (2) Mais dans le cas du tendon du long péronier latéral la contraction s'exerce non en ligne droite, mais sur le trajet de l'angle ; et, comme la poulie du cuboïde reste fixe pendant ce premier effort contractile, c'est la gaîne fibreuse elle-même qui subit d'abord les effets de cette contraction énergique, pendant laquelle le tendon cherche à abandonner la gouttière osseuse.

Du reste, comme Pouteau, nous croyons à la rupture des tendons, car ce fait est démontré par l'expérience. Nous pensons même que la rupture des tendons est

(1) Pouteau, *Loc. cit.*, p. 303.

(2) Jean Louis Petit. *Œuvres chirurgicales*, 1837, p. 199.

plus fréquente que celle des gaînes fibreuses musculaires, car les muscles dans lesquels nous observons une disposition anatomique semblable à celle des péroniers, ne sont pas très-nombreux. Ainsi nous arrivons à nous expliquer pourquoi la plupart des auteurs classiques, Nélaton entre autres (1), tout en parlant de la rupture des tendons, sont pour ainsi dire muets quant à la luxation musculaire par déchirure de la gaîne fibreuse.

Notre opinion est donc que la contraction musculaire doit être placée en tête des causes qui produisent la luxation du tendon du long péronier latéral.

Nous ne croyons pas que le traumatisme doive figurer ici en premier lieu. En effet, toutes les fois que nous rencontrerons un traumatisme sans contraction musculaire, nous serons disposé à y trouver une entorse ou une fracture plutôt qu'une simple luxation, au lieu que l'observation démontre que l'on peut y trouver une luxation simple sans qu'il y ait eu traumatisme préalable.

Observation Ire. — Personnelle. — Hôpital des Cliniques. — Paris Service de M. le professeur Broca. — Salle des Hommes, lit n° 16.

Le 3 mai 1877, le nommé H... (Joseph), âgé de 59 ans entre à l'hôpital; pour son âge, il est fort et robuste; il est ferblantier; il a déjà été soigné à l'Hôtel-Dieu pour une fracture du péroné gauche, fracture dont il garde les traces et qui remonte à quelques années. Il dit que le 1er mai, au moment de monter sur une soupente, il appuya le pied droit sur un morceau de bois cylindrique, qu'à ce moment il glissa et que tout le poids de son corps portant sur le pied droit, il éprouva une vive douleur qu'il compare à celle qui serait produite par un pincement; cependant il ne tomba point et put descendre l'escalier qui mène à la soupente. A l'examen de son pied, il observa sur la partie externe quelque chose ressemblant à une corde et qu'il

(1) Nélaton. *Eléments de pathologie chirurgicale*, 1844, t. I, p. 575.

pouvait faire mouvoir à volonté en avant et en arrière ; ce mouvement était à la fois douloureux et accompagné d'une sensation de frottement. Il constata également une teinte bleuâtre généralisée autour du coup-de-pied ; en outre, du côté externe de la jambe, il remarqua une raie rougeâtre, étroite, d'une certaine étendue qui suivait l'axe du membre ; la douleur spontanée dura à peu près une heure, il y eut peu de gonflement. Aussitôt après l'accident, le malade plongea son pied dans l'eau fraîche et l'y laissa une demi-heure, et pendant les deux jours de repos forcé qu'il fut obligé de garder, il conserva sur son pied des compresses imbibées d'alcool camphré. Les mouvements du pied étant très-douloureux et le malade ne pouvant marcher qu'en le plaçant à plat sur le sol, se décida à entrer à l'hôpital et y arriva le 4 mai après avoir péniblement fait le chemin de son domicile à l'hôpital. M. le professeur Broca a constaté que les mouvements du pied étaient possibles, mais très-douloureux, il observa en outre la corde dont nous avons parlé, qui était formée par le déplacement du tendon du long péronier latéral, le court péronier restant dans sa position normale. Le tendon fut remis en place, on appliqua un appareil inamovible en plâtre, en prenant soin d'y laisser une ouverture sur la région malléolaire externe, cette ouverture ayant pour objet de se rendre compte de l'état des parties malades et prévenir, au besoin, un nouveau déplacement du tendon.

Dès qu'on eut enlevé l'appareil, après cinq semaines environ, le tendon était dans sa gouttière, tous les mouvements étaient faciles mais toutefois un peu douloureux. Le pied fut remis dans un appareil silicaté, on ajusta un petit tampon de peu de largeur, mais de 5 à 6 centimètres de longueur le long du tendon, derrière la malléole. L'ecchymose ne disparut complètement que trois semaines après l'accident ; le pied fut maintenu dans l'adduction pendant toute la durée du traitement. Un mois et demi après l'accident le malade fut envoyé à Vincennes. Son état à cette époque était le suivant : pas de rougeur, pas de gonflement, mouvements parfaitement libres, mais accompagnés d'une légère douleur. On remarquait un peu d'empâtement de la région sous-malléolaire. Pendant les deux premiers jours, le malade éprouva un peu de malaise, hors cela, la santé générale a été satisfaisante.

L'accident que M. Ch. Martins éprouva dans son ascension aérostatique nous présente aussi un exemple frappant des luxations tendineuses effectuées selon le mécanisme de la contraction musculaire ; c'est à propos de cet accident qu'il a écrit l'excellent mémoire que M. le professeur Broca a présenté à l'Académie de médecine dans la séance du 6 janvier 1874. Ecoutons les paroles de M. Ch. Martins : « L'aérostat descendait « d'abord lentement, puis plus rapidement ; un vent « assez fort nous poussait, et la nacelle vint frapper vio- « lemment la terre dans une prairie où elle s'enfonça « en partie dans le sol.

« Lorsque la nacelle frappa le sol, j'étais accroupi ; le « contre-coup me projeta en arrière et, par un mouve- « ment réflexe et tout à fait instinctif, j'étendis le pied « comme si je voulais me raccrocher, pour ainsi dire, à « ce fond de la nacelle, qui me repoussait et me lançait « en l'air. J'ai le souvenir très-net que j'étais déjà sur « le dos quand je sentis le trait de feu qui me traversa « le côté interne de l'articulation. »

Le jambier postérieur s'était luxé, car ce muscle a une disposition anatomique très-semblable à celle des péroniers; seulement, dans le cas actuel, le pied de M. Ch. Martins se trouvant fortement porté dans l'adduction, l'action contractile répondait au jambier postérieur et non au péronier dont il est l'antagonisme naturel. Ceci nous porte à dire que la luxation des péroniers ne peut avoir lieu que lorsque le pied est fortement porté dans l'abduction, la surface plantaire regardant en dehors. Dans le cas où le pied, par une circonstance quelconque, serait retenu dans l'adduction, la contraction des péroniers ne ferait que distendre les ligaments articulaires, et il se produirait une entorse ou, plus facilement encore, une fracture de l'extrémité inférieure du péroné. Cette fracture serait du genre de celles que Dupuytren a décrites sous le nom de fractures par arrachement (1), fractures dans lesquelles il étudie l'action des ligaments latéraux externes sur la malléole.

Observation II. — Publiée par Robert, *Gazette des Hôpitaux*, 1847, page 389.

Il s'agit d'un homme de 54 ans, qui, dans une tentative de suicide, se précipita d'un lieu élevé. Outre une fracture de cuisse et des contusions sur diverses parties du corps, que l'on reconnut au moment de la chute, ce malade présentait sur la malléole externe une saillie très-prononcée, allongée, légèrement mobile, qui se continuait avec les tendons des péroniers latéraux. En bas, cette saillie se bifurquait et l'une de ses portions allait vers la saillie du cinquième métatarsien. Elle était évidemment due à la luxation des tendons du long et du moyen péroné, dont la gaîne avait été rompue et qui se trouvaient ainsi tendus sur la malléole externe. Il y avait impossibilité de les déplacer. M. Robert explique cette lésion en disant qu'au moment de la chute le pied *se trouvant dans l'abduction* formait un angle obtus à sinus externe; dans leur contraction énergique, les muscles ont tendu à devenir rectilignes, il y a eu de la part des tendons une violente traction sur la gaîne fibreuse qui a été déchirée et qui les a laissé échapper.

Malgré l'observation précédente, celui qui lirait celle que Jarjavay, d'après un cas soigné à l'hôpital des Cliniques, en 1850, a publié dans la *Gazette hebdomadaire*, en 1867, tome IV, page 387, serait disposé à croire qu'il n'est pas nécessaire que le pied soit tourné en dehors pour que la luxation ait lieu. Voici l'observation de Jarjavay :

Observation III. — Le 19 août 1850 le nommé R... (Alfred), ébéniste, est entré à l'hôpital des Cliniques où il a occupé le lit n° 27.

L'avant-veille, ce jeune homme voulant porter une planche au-dessus de sa tête pendant qu'il était monté sur une chaise, avait perdu l'équilibre et était tombé sur l'extrémité antérieure du pied

(1) Dupuytren, *Leçons orales de clinique chirurgicale*, t. I, p. 196.

gauche tourné en dedans ; la chute du corps n'avait pas été complète. Au moment de l'accident, il avait ressenti une douleur vive à la partie externe et inférieure de la jambe. La chute avait eu lieu le 17, vers 7 heures du matin. R... ayant voulu ne pas interrompre son travail, avait marché ensuite. Vers les deux heures de l'après-midi, la partie externe du cou-de-pied étant devenue volumineuse, la douleur le contraignit à se coucher. Forcé de garder le repos le lendemain et le surlendemain, il alla à pied au bureau central où je faisais le service et d'où je l'envoyai à l'hôpital des Cliniques.

30 août. — Tuméfaction de la partie externe du cou-de-pied gauche, s'étendant en haut à deux travers de doigt au-dessus de la base de la malléole péronière, et en bas sur la partie externe du tarse.

Fluctuation au niveau de cette malléole, comme s'il existait en dehors d'elle une bourse séreuse remplie de sérosité ; empâtement œdémateux au-dessus et au-dessous.

C'est avec peine que l'on saisit la saillie osseuse, quand on chercha à l'ébranler, afin de constater s'il y a dans cette région de la crépitation. Les mouvements qu'on imprime au pied n'occasionnent ni crépitation, ni mobilité. Un peu de douleur dans les mouvements spontanés du pied. En comprimant sur la face externe de la malléole, le doigt traverse un liquide et constate une espèce de corde mobile sur cette face ; la pression cause de la douleur sur les bords postérieurs de cette saillie osseuse ; elle est insensible, au contraire, sur tous les autres points du cou-de-pied. Pas la moindre trace de contusion ni d'ecchymose. — Bandage compressif arrosé d'eau blanche ; trois portions.

31 août. — La tuméfaction a considérablement diminué, pas plus d'ecchymose que hier ; on sent dans la partie externe du tarse la corde signalée sur la malléole externe, corde qui se dirige vers l'extrémité postérieure du cinquième métatarsien. Je la comprime doucement en la portant en arrière ; elle glisse et se cache avec une espèce de claquement derrière la malléole. Plus de doute : nous avons affaire à une luxation de l'un des deux péroniers latéraux. Je porte la pointe du pied en dedans et la retiens, pendant que je recommande au malade de faire effort pour la reporter au dehors. Aussitôt la luxation se reproduit. Je réduis de nouveau le tendon, et renouvelle deux fois l'expérience, pour faire constater le fait à tous les élèves qui suivent la Clinique, et chaque fois la luxation se reproduit. — Même prescription.

1er septembre. — Le tendon étant bien évidemment réduit, application d'un appareil dextriné depuis la racinedes orteils jusqu'à mi-jambe.

Rien à noter jusqu'au 16. A cette date, l'appareil est enlevé. Une tuméfaction légère existe au niveau du bord postérieur de la malléole péronière. Je fais contracter les muscles péroniers latéraux en retenant en dedans la pointe du pied, mais le tendon ne sort plus de sa gaîne. Il y a bien adhésion des fonds de la déchirure de la gaîne fibreuse. En cas d'accident, je recommande au malade de ne pas marcher. — Compresses graduées derrière la malléole externe ; bandage roulé.

18 septembre, encore un peu d'engorgement.

Le 19, le malade est sorti dans la journée sans avoir attendu qu'on lui eût donné l'*exeat*.

M. le professeur Jarjavay lui-même (*loc. cit.*), en essayant de s'expliquer le mécanisme de la luxation quand le pied est tourné en dedans, finit par trouver qu'il existe alors une disposition anatomique particulière. « Voyons donc, nous dit-il, ce qui se passe quand, au moment d'une chute, le poids du corps porte sur l'extrémité du pied seule tournée en dedans. Les ligaments latéraux externes de l'articulation tibio-tarsienne sont tendus, l'astragale appuie sur la face interne de la malléole péronière; le plus souvent il se produit alors ou une fracture de la malléole, ou une entorse caractérisée par la distension ou la rupture de quelques fibres ligamenteuses. Mais on doit remarquer que, en même temps qu'agit la violence, les muscles abducteurs du pied se contractent avec énergie. Le *pied est aussitôt redressé* si la violence n'est pas très-forte, et la lésion est conjurée. Or, pendant que les muscles péroniers se contractent ainsi, leurs tendons font une saillie comme une corde tendue derrière le péroné ; ils appuient sur leur poulie de renvoi, c'est-à-dire sur la malléole externe creusée en gouttière à cet effet. Le plus souvent cette gouttière est assez profonde pour que les tendons pressent contre son bord externe ; mais quand elle est peu prononcée ils arc-boutent, non pas contre le rebord de l'apophyse, mais bien sur la gaîne fibreuse qui s'y insère. Dans ce dernier cas il peut se faire une déchirure de la gaîne fibreuse sous l'influence de la pression du tendon qui tend à devenir rectiligne, et qui se luxe aussitôt en avant. Sur 80 malades, qui étaient couchés dans mon service le 25 mai 1863, j'en ai trouvé 4 dont le bord postérieur de la malléole péronière n'embrassait pas complètement le tendon du long péronier latéral toutes les fois que je faisais contracter ce muscle, soit en recommandant au malade de porter la pointe du pied en dehors, pendant que je le retenais en dedans, soit au moyen de l'électricité. Une cause prédisposante à la luxation des tendons des muscles péroniers latéraux consiste donc dans le faible degré de saillie du bord externe de la gouttière que forme à ces tendons le bord postérieur de la malléole péronière ; la cause efficiente réside dans la contraction énergique qui s'empare de ces muscles quand, dans une chute sur l'extrémité antérieure du pied porté en dedans, on fait effort pour redresser le pied. »

On voit donc qu'il faut qu'il existe cette particularité de forme de la malléole, pour que les tendons se luxent sans le redressement préalable du pied ; si ce redressement n'a pas lieu et que la gouttière est assez large pour embrasser les tendons, ce sera une entorse ou une fracture par arrachement qui aura lieu.

On voit aussi que Jarjavay explique l'accident par l'effet d'une violente contraction musculaire. Donc, cette contraction est, nous le répétons, la cause agissante de ce déplacement.

En tête des causes prédisposantes, nous placerons la disposition angulaire des tendons, qui s'applique aussi bien à ces muscles qu'à d'autres, tels que le jambier postérieur. Nous avons, en outre, certaines dispositions anatomiques qui font que cet accident est plus facile chez quelques personnes que chez d'autres. La circonstance à laquelle Jarjavay a fait allusion en est un exemple. Nous croyons aussi que le grand développement des fibres charnues des muscles péroniers chez un sujet robuste, ainsi que l'écartement un peu exagéré des os de la jambe à la partie supérieure, peut avoir aussi une certaine importance, car la force exercée contre la gaîne située sur la malléole devient de plus en plus puissante par suite de l'écartement de la tête du péroné et le développement en dehors des fibres charnues des muscles.

Nous pensons de même que la diathèse rhumatismale qui, comme on le sait, tend à modifier l'état des membranes fibreuses, pourrait peut-être, par l'effet de l'affaiblissement qu'elle porte sur la gaîne tendineuse, influencer, quoique d'une façon éloignée, la production de l'accident.

Finalement nous regarderons le traumatisme comme une cause non pas agissante, mais excitante de l'accident, et dans ce sens nous dirons, si l'on veut, qu'elle est la cause la plus fréquente et la plus naturelle. Nous voyons, en effet, d'après presque toutes les observations que nous possédons, qu'une contraction musculaire assez puissante pour déchirer la gaîne du tendon a été éveillée par une chute; nous croyons cependant que d'autres circonstances, telle que la peur subite d'une chute, sans être aussi efficace peut aussi produire une contraction très-forte, comme celle qui causa l'accident arrivé à M. Ch. Martins, car il était déjà sur le dos alors qu'il sentit le trait de feu qui lui traversa le côté interne de l'articulation.

Pour pouvoir considérer le traumatisme comme l'effet le plus important dans l'étiologie de cette lésion, il faudrait qu'on eût souvent trouvé sur le cou-de-pied des traces extérieures témoignant de l'intensité du coup porté sur cette région. Nous ne comprenons pas en effet comment un choc ou une autre espèce de violence quelconque, qui aurait pu déchirer la gaîne et dégager le tendon du fond de la gouttière osseuse, comme le ferait un crochet, ne produirait pas une solution de continuité de la peau, et, cependant, nous voyons que dans tous les cas observés cette dernière circonstance ne s'est jamais produite. On ne parle que d'une ecchymose visible surtout sur le trajet des tendons, mais ceci s'explique très-bien par le fait même de la déchirure de la gaîne et de la synoviale.

La plupart des considérations qui précèdent s'appliquent surtout au long péronier latéral, car le court péronier n'est pas exactement placé dans les mêmes conditions que son congénère. Nous avons fait remarquer plus haut, d'après M. Sappey, que le tendon du court péronier ne se dégage des fibres charnues que lorsqu'il est parvenu au sommet de la malléole externe, et qu'en outre ce tendon est plus profondément placé et ne se réfléchit qu'une fois ; il est donc bien plus court que celui du long péronier latéral. Il résulte de ces circonstances que les fibres charnues du court péronier semblent prendre un point d'appui sur l'os lui-même, au moment de la contraction et non pas sur la gaîne fibreuse, comme semble le faire à un certain moment le tendon du long péronier. Donc le court péronier ne concourt pas à la déchirure de la gaîne, et par conséquent il faut expliquer la luxation simple de son tendon d'une façon différente. Mais, d'autre part, si nous ne faisons pas entrer ici la contraction musculaire, nous ne pourrons pas accepter non plus le traumatisme par les raisons discutées précédemment auxquelles viennent s'ajouter et la situation plus profonde du court péronier et sa moindre longueur.

Nous serions tenté de croire à l'impossibilité de la luxation du court péronier latéral, si les observations ne nous montraient que ce tendon a été réellement déplacé. La seule explication que nous puissions donner de ce déplacement est la suivante : le tendon du long péronier latéral, au moment de rompre la gaîne par suite de l'effet de sa contraction, entraîne avec lui le tendon du court péronier, soit par l'effet de l'intense commotion qui doit sans doute se produire sur l'os, soit par une transmission de ce même mouvement à la portion la plus inférieure du tendon du court péronier. Nous savons, en effet, que les tendons de ces muscles, bien qu'ils soient enfermés dans la même gaîne ostéo-fibreuse, derrière la malléole, se séparent bientôt pour prendre chacun une gaîne séparée. En outre, le tendon du long péronier latéral croise celui de son congénère ; il se peut donc que, par suite de cette disposition, la violence de la commotion qui s'opère dans l'un soit transmise à l'autre.

Mais il y a encore un autre mécanisme à l'aide duquel la luxation de ces tendons peut se produire d'une façon lente et progressive. Supposons qu'après une fracture de la malléole externe cette apophyse se soit consolidée vicieusement au corps de l'os, de sorte que les fragments forment un angle à sinus externe ; alors le sommet de la malléole, irrégulièrement porté en dehors, permettra aux tendons d'exercer une forte traction sur la partie fibreuse de leur coulisse. Ordinairement la traction n'est pas aussi puissante, car la résistance est partagée entre l'os et la gaîne fibreuse ; mais dans le cas d'une déviation anormale, c'est surtout la gaîne qui doit servir au tendon de point d'appui pour attirer le pied dans l'abduction forcée. De là il résulte que, même sans rupture des tendons ni déchirure des gaînes, celles-ci deviennent assez lâches pour permettre aux tendons de se déplacer. Nous sommes heureux de pouvoir signaler à l'appui de cette doctrine l'observation suivante qui nous semble être unique dans la science, et dont nous sommes redevable à M. le professeur Broca.

Observation IV.

M. Wolff, capitaine d'artillerie, 15 février 1876, 40 ans ; entorse il y a dix ans, sans suite. Entorse (dit-il) il y a dix-huit mois ; le pied gauche pris et tordu dans un étrier. Il y a eu fracture du péroné à cinq centimètres environ du sommet de la malléole ; le fragment inférieur est légèrement, mais très-certainement déjeté en dehors ; le cal est sans saillie.

Les deux tendons des péroniers latéraux, au-dessus de la malléole, forment une corde qui se détache très-notablement du péroné, ce qu'on ne retrouve pas sur l'autre membre.

Quand M. Wolf fait une marche, ou même une simple promenade, il éprouve souvent plusieurs fois par heure l'accident suivant :

Vive douleur sur la malléole externe, gêne subite de la marche. Il sent quelque chose qui se déplace. Il s'arrête, fait un mouvement d'extension du pied et sent tout à coup que la chose déplacée reprend sa place. La douleur disparaît instantanément et il peut recommencer à marcher.

Il a remarqué que cet accident est beaucoup moins fréquent lorsqu'il porte des chaussures à talon haut. A l'inspection des parties, M. Broca n'a pas pu voir les tendons des péroniers latéraux se déplacer sous ses yeux.

M. Broca a cru pouvoir diagnostiquer un *relâchement de la gaîne des péroniers latéraux permettant une subluxation de ces tendons.*

M. Broca a prescrit une guêtre en peau de chien, exactement lacée sur la peau.

27 mai 1867. — M. Wolf porte sa guêtre depuis 8 mois.

Le premier jour, en montant à cheval il eut une nouvelle luxation qui s'est réduite spontanément. Depuis cette époque il n'éprouve que de légères douleurs sur le côté externe de la jambe.

Pas de récidive de luxation.

Il faut dire que M. Blot, dans la séance de l'Académie, du 6 janvier 1874, avait montré la possibilité du déplacement des tendons par l'effet du relâchement des gaînes (1). Par là, cependant, il voulait expliquer le bruit qu'on entendait chez certaines personnes au moment de la contraction des péroniers.

M. le professeur Broca a parfaitement démontré que la seule contraction des muscles peut produire des bruits sans qu'il y ait luxation préalable, et M. Colin a ajouté que chez certains ruminants les tendons ou les

(1) Blot, *Bulletin de l'Académie de Médecine*, 1874, t. III, p. 19.

ligaments de la région digitée produisent des claquements souvent très-forts quand l'animal pose le pied sur le sol.

En finissant ce chapitre, nous croyons devoir dire qu'il n'est point nécessaire de rechercher quel est celui des deux péroniers qui s'est luxé ; en effet, nous avons montré plus haut quelles sont les difficultés anatomiques qui existent pour que la luxation du court péronier latéral puisse avoir lieu ; celle du long péronier est, au contraire, plus facile et par conséquent plus fréquente. Les deux tendons peuvent se luxer à la fois; mais aurait-on observé un seul cas de luxation du court péronier, le long péronier restant à sa place ? Nous croyons que le court péronier étant profondément placé dans la gouttière malléolaire, sa luxation doit entraîner nécessairement celle de son congénère.

On nous fera, cependant, une objection à cette manière de voir ; on nous dira que l'observation de Jarjavay, rapportée plus haut (Observation III) nous fait voir que cet éminent chirurgien n'a trouvé qu'une seule corde qui se dirigeait vers l'extrémité postérieure du cinquième métatarsien, et cette corde ne pouvait être autre chose que le tendon du court péronier latéral. Nous n'aurions rien à répondre si Jarjavay ne nous avait dit qu'il existait une tuméfaction considérable de la partie externe du cou-de-pied, une fluctuation au niveau de cette malléole, un empâtement œdémateux, et que c'était avec peine que l'on saisissait la saillie osseuse. Il est donc probable que ces circonstances réunies ont masqué le tendon du long péronier tout en laissant un peu saillant celui du court péronier, qui s'avance dans une région plus superficielle où cet état pathologique doit être à son minimum d'intensité.

SYMPTÔMES.

On éprouve une vive douleur au moment de l'accident, sur la partie externe de l'articulation tibio-tarsienne; le malade compare cette douleur à un coup de pied ou de fouet, à un trait de feu, à un fort pincement. Ce symptôme ne manque jamais. La durée de la douleur spontanée est très-variable, mais en général la rémission arrive bientôt; la douleur cesse surtout aussitôt que les tendons ont été réduits. Le malade essaie de marcher, mais quoiqu'il ait la conscience que tous les mouvements du pied sont possibles, il n'ose pourtant pas les produire à cause de la souffrance qu'ils lui causent. Cependant quelques malades ont pu se rendre à pied à l'hôpital, tandis que d'autres ont été obligés de s'y faire transporter. Le siége de la douleur est très-précis : c'est au niveau de la malléole externe et en arrière qu'il se trouve; partout ailleurs le membre y est insensible ; la douleur augmente par la pression ; ce symptôme est donc dû à la déchirure de la gaîne fibreuse qui retient les tendons contre la malléole.

Peu de temps après l'accident on remarque une tuméfaction de la partie externe du cou-de-pied, avec ou sans ecchymose. Quand l'ecchymose existe elle peut être fort étendue, mais le plus souvent elle est faible.

Obs. V, publiée par M. Demarquay dans le *Bulletin de thérapeutique*, 1861, page 22.

Le sujet de l'observation est un homme de 35 ans, bien musclé et partant assez vigoureux. Il montait dans un manège un cheval difficile : après une lutte assez vive entre le cheval et le cavalier, celui-ci fut jeté par terre ; tout le poids du corps porta sur un seul pied, il éprouva au moment de la chute une violente douleur dans la partie inférieure de la jambe et dans le pied. Le blessé ne pouvant marcher se fit conduire chez lui et voici ce que j'ai constaté :

Le malade était étendu sur son lit, accusant une assez vive douleur dans le pied droit, l'examen le plus minutieux ne me fit découvrir aucune fracture, ni aucune luxation. Mais je constatai une douleur le long des péroniers avec une ecchymose assez considérable occupant le même point ; de plus, sur la face externe de la malléole externe on sentait une espèce de corde tendue, roulant sous le doigt et pouvant être ramenée par la flexion du pied et une douce traction dans la place qu'occupent les tendons des muscles péroniers.

Il était bien évident qu'il s'agissait ici d'une déchirure de la gaîne fibreuse des tendons péroniers, et d'une luxation de ceux-ci sur la malléole externe ; la preuve c'est que la luxation se produisait et se réduisait à volonté ; il a suffi d'une compresse longuette placée le long des parties luxées, préalablement réduites, et maintenue par une bande roulée pour contenir les parties déplacées. On arrosa pendant plusieurs jours l'appareil contentif avec de l'eau tenant en dissolution de l'eau-de-vie camphrée pour triompher de tous les petits accidents : douleur, ecchymoses, etc,, et au bout de 20 jours de repos, le malade pouvait marcher en s'appuyant sur une canne et en se ménageant beaucoup.

Obs. VI, publiée par Jarjavay, *Gazette hebdomadaire*, T. IV, 1867.

Il s'agit ici d'un nommé Lefort (Jean), âgé de 55 ans, d'une bonne constitution, charretier, qui avait sauté d'un tombereau sur le pavé au moment où son cheval était lancé au galop. Son pied gauche avait porté sur le sol, mais il explique très-bien que la vitesse de sa voiture lui avait fait manquer son but, et que, conséquemment, il était tombé de tout le poids de son corps sur le pavé. Il avait ressenti une douleur très-vive à la partie externe du cou-de-pied et n'avait pu marcher. Ce n'est que trois jours après, le 28 mai, qu'il était entré dans la salle Saint-François, n° 26.

L'attention fut d'abord fixée sur la question de savoir s'il existait une fracture de la malléole ou du péroné, je saisis donc d'une main la partie inférieure de la jambe pour la tenir immobile pendant que de l'autre prenant le pied, je cherchai à déterminer des mouvements de latéralité dans l'articulation tibio-tarsienne; point de mobilité latérale. J'explorai la malléole externe, aucun signe de fracture. Mais on remarqua une teinte d'un jaune clair dans la peau de la partie inférieure et externe de la jambe, de l'œdème en dehors et tout autour de la malléole péronière, l'insensibilité sous la pression, hormis sur le bord postérieur de cette saillie. On vit alors qu'il était facile de chasser dans les tissus cellulaires voisins le liquide infiltré; et pendant cette opération, on sentit un cordon sur la face externe de la malléole tout près de son bord postérieur. Nous le poussâmes un peu en arrière et il disparut aussitôt. Pas le moindre bruit pendant cette réduction; on reproduisit la luxation en portant la pointe du pied en dedans et en résistant au malade qui luttait pour la reporter en dehors. Les mouvements de flexion et d'extension du pied étaient douloureux: à peine du gonflement à la partie interne de l'articulation tibio-tarsienne. Bandage compressif qu'on arrosa d'eau blanche ; repos au lit; trois portions.

5 juin. Le tendon ne s'est pas déplacé ; encore un peu d'empâtement sur la partie externe du cou-de-pied.

Des compresses graduées sont appliquées immédiatement en arrière de la malléole péronière, et maintenues au moyen d'un bandage. Même prescription.

12 juin. Le gonflement a diminué, peu d'œdème, les mouvements du pied sont peu douloureux.

Quand on retient la pointe du pied en dedans et qu'on recommande au malade de la porter en dehors, point de déplacement du tendon. Bandage roulé simple.

15 juin. Induration légère derrière la malléole externe. Recommandation au malade de marcher avec des béquilles.

18 juin. Nous notons un peu de douleur à la pression sur la réflexion malléolaire des péroniers latéraux quand R... s'appuie sur la pointe du pied.

Dès le 20, la marche est devenue facile sans l'appui des béquilles. Chaque soir, il y a eu un peu d'œdème du cou-de-pied, œdème qui disparaît par la situation horizontale pendant la nuit. *Exeat* le **22** juin.

Les deux observations précédentes nous montrent : la première, que l'ecchymose peut être assez considérable : la seconde, qu'elle peut être bornée à une teinte d'un jaune brun dans la peau.

L'observation III nous avait déjà signalé l'absence complète d'ecchymose. Voici encore un autre cas où ce symptôme n'a pas été observé.

Obs. VII, publiée par M. le Dr Ch. Blanluet, dans sa thèse pour le doctorat, 1875.

Le nommé A..., entré le 15 novembre 1873, à l'hôpital de la Charité, est couché au n° 28 de la salle Ste-Vierge. service de M. Gosselin. Le malade nous raconte qu'il y a huit jours en travaillant, il tomba d'un grenier peu élevé. Il ne perdit pas connaissance et se rappelle très bien que le poids de son corps porta sur le pied droit qui, alors, était tourné en dedans. En même temps, il éprouva une violente douleur, avec une sensation de déchirement dans la partie externe du cou-de-pied ; il dit qu'il lui sembla qu'on lui avait donné un fort coup de fouet; il a pu faire quelques pas encore après l'accident, mais bientôt la douleur et le gonflement augmentant, il fut obligé de garder le lit ; au bout de cinq à six jours voyant qu'il se faisait peu d'amélioration, il se décida à entrer à l'hôpital.

Le 26. Aujourd'hui on constate l'existence d'un gonflement mollasse non fluctuant siégeant autour de l'articulation tibio-tarsienne du côté droit.

A cause de cela, on pense qu'il a eu une entorse ; mais le gonflement est beaucoup plus prononcé sur la face externe de la jambe, en arrière de la malléolle, le tendon du long péronier au lieu d'être à la partie postérieure de la malléole péronière est situé sur la face antérieure ou au moins externe du péroné. Le tendon est contracturé et quand on porte le pied en dedans la corde devient plus saillante. En déprimant les parties tuméfiées, on arrive à reconnaître le tendon du long péronier qui s'enfonce bientôt sous la plante du pied ainsi que celui du court péronier qui se dirige vers le cinquième métatarsien. En pressant avec les doigts de dedans en dehors, on sent tres-bien le tendon rouler et rentrer à leur place normale. La luxation se reproduit facilement, quand on dit au malade de remuer le pied, mais elle se réduit avec la même facilité. Les différents mouvements qu'on imprime au pied provoquent une douleur modérée. On ne remarque pas d'ecchymose. Le jour même on applique, après la réduction des compresses graduées et de la ouate derrière la malléole, en maintenant le tout avec une bande roulée ; malgré cela, le déplacement se reproduit et cela plusieurs fois. Le court péronier ne reste réduit que le quatrième jour seulement. Quant au long péronier latéral, il faut attendre sept à huit jours avant que d'avoir une réduction définitive. M. Gosselin crut un instant qu'il serait impossible de l'obtenir. Le 4 décembre, c'est-à-dire huit jours environ après la première réduction, on put mettre un appareil inamovible qu'on laissa quelques jours, puis on enleva cet appareil et l'on constata que les tendons étaient définitivement réduits. Le malade garda le lit encore quelque temps et après un séjour de six semaines à l'hôpital il marchait sans béquilles et sans canne. L'amélioration allait toujours en s'accentuant davantage, lorsque quelques jours plus tard il quitta l'hôpital sans qu'on lui eût donné son *exeat*.

La tuméfaction peut être, dans certains cas, très-considérable; dans d'autres, cependant, elle est très-légère.

Obs. VIII, publiée par Jarjavay, *Gazette hebdomadaire*, T. IV, 1867.

Le nommé T... (Jules), âgé de 44 ans, charpentier, salle Saint-Ferdinand, n° 3, à l'hôpital Saint-Antoine, a fait, le 1er avril 1864, une chute de 10 mètres de haut, sur un toit de planche qu'il a enfoncé. Ce sont les pieds qui ont porté sur cette toiture, et ensuite sur le sol qui était au-dessous. F... n'a pas perdu connaissance, cependant il ne saurait dire si dans le choc le pied droit a tourné sur son axe antéro-postérieur, ni si l'extrémité antérieure a porté la première, le blessé a été transporté avec un brancard dans notre service.

2 avril. T... est d'un tempérament sanguin, ses muscles sont très-développés. Il se plaint d'une douleur vive au niveau du cou-de-pied droit et ne peut remuer le pied correspondant sans souffrir. Tuméfaction légère. Point de déviation de l'axe du pied ni de celui de la jambe. Une ecchymose existe sur la partie externe du cou-de-pied, au-dessous de la malléole externe et remonte dans toute la moitié inférieure de la jambe. Celle-ci fixée avec une main, l'autre main imprime au pied, alternativement, un mouvement de droite à gauche;

oint de mouvement de latéralité de l'astragale dans la mortaise tibio-péronière. Le doigt constate sur la partie postérieure de la face cutanée de la malléole péronière une saillie longitudinale en forme de corde que la pression chasse en arrière et fait disparaître sans bruit, mais on sent un soubresaut. Dès que la pression a cessé, la saillie longitudinale reparaît et disparaît de nouveau sous une nouvelle impulsion. Nouvelle réapparition avec la même facilité dès que cesse la force qui l'a réduite.

Cette saillie ne se prolonge pas au-dessous de la malléole externe.

Des compresses graduées sont appliquées sur le trajet du tendon des péroniers latéraux avec réduction obtenue de la corde dont il s'agit, et maintenue au moyen d'une bande roulée étroitement serrée sur la région. Application de compresses imbibées d'eau végéto-minérale et maintenues avec un bandage roulé; repos au lit. Trois portions.

6 avril. Nous enlevons la bande et les compresses graduées et nous ne trouvons aucune saillie anormale. Nouvelle application du même appareil.

7 avril. Une bande dextrinée est surajoutée.

18 avril. La réduction est parfaite. L'ecchymose qui s'était étendue a pâli considérablement. On constate un peu de douleur dans la flexion et l'extension du pied.

6 mai. Le malade ne souffre plus que du pied gauche, qui avait été contusionné dans la chute. On recommande au malade de marcher avec béquilles.

14 mai. Les mouvements du pied sont complètement libres et n'occasionnent plus de douleur. *Exeat.*

Mais le symptôme pathognomonique de cette affection est la présence sur la partie externe de la malléole péronière d'une corde qui roule sous le doigt et qu'on peut, dans la plupart des cas, réduire très-facilement.

Quand les deux tendons sont déplacés à la fois, cette corde se bifurque.

On a signalé cependant (Observation II) la difficulté qu'on éprouve quelquefois à déplacer cette corde pour la forcer à reprendre son état normal. Nous pensons que cela doit tenir à ce que le péronier, par l'effet même de l'accident, entre dans un état de contraction spasmodique. M. Legouest en a parlé dans la séance de l'Académie de médecine du 6 janvier 1874, à propos d'un cas dont il a été aussi question dans la séance de la Société de chirurgie du 8 avril 1868. D'autre part, si nous tenons à l'opinion de M. Robert, la difficulté de réduction doit provenir de la présence dans la gaîne de portions fibreuses déchirées et renversées.

Une douleur vive au moment de l'accident et pendant quelque temps après, douleur presque entièrement localisée à la partie postérieure de la malléole externe; une tuméfaction plus ou moins intense et notable surtout du côté externe du cou-de-pied, avec ou sans ecchymose, et la présence d'une corde mobile sur la face externe de la malléole péronière sont donc les symptômes au moyen desquels on peut facilement reconnaître cette affection. Il peut arriver cependant que l'infiltration de sérosité soit très-considérable et qu'elle produise un tel empâtement de la région que la corde soit difficilement reconnaissable. On parviendra, cependant, à refouler le liquide dans les mailles du tissu cellulaire voisin, et l'on obtiendra de cette façon la sensation du tendon roulant sous le doigt.

M. Demarquay a publié une obervation qui ôterait un peu de sa valeur à ce signe que nous avons appelé pathognomonique de la lésion. Voici cette observation :

Observation IX, publiée par M. Demarquay dans le *Bulletin de Thérapeutique*, 1861, p. 22.

Une jeune fille de 22 ans, d'un tempérament sec et nerveux, assistait le 6 mai dernier à une scène de violence ; frappée de terreur et ne sachant comment faire, elle prit le parti de sauter par la fenêtre de la chambre où elle se trouvait, elle tomba ainsi d'un premier étage sans pouvoir indiquer la partie sur laquelle elle tomba. Elle se fit porter à la Maison de santé, et le 8 mai au matin, je constatai les phénomènes suivants : le genou gauche est le siége d'un épanchement peu considérable et peu douloureux à la pression ; il existe sur diverses parties du corps quelques contusions, mais n'offrant aucun intérêt. Le pied gauche est douloureux, la marche est impossible, un examen minutieux ne fait découvrir aucune fracture, ni luxation. Il existe une ecchymose considérable à la partie postérieure du péroné, s'étendant depuis le tiers inférieur de la jambe jusqu'au dos du pied. L'épanchement de sang comble l'espace compris entre le péroné et le tendon d'Achille. La pression sur cette partie ecchymosée est douloureuse ; de plus, un examen attentif fait découvrir une saillie anormale des tendons péroniers ; on ne la trouve pas, comme chez les deux autres malades que j'ai observés, sur la face externe du péroné, mais il est facile de constater que ces deux cordes tendineuses ne sont plus contenues dans leur gaîne, et qu'elles sont absolument dans les mêmes rapports qu'elles occupent, lorsque, après avoir été luxées, on les ramène à leur position normale. Toujours est-il que chez notre malade il n'y avait aucune fracture ni désordre du côté de l'articulation du pied, dont les mouvements étaient non-douloureux et bien conservés, tandis qu'il existait une ecchymose considérable le long des péroniers latéraux ; que ceux-ci faisaient une saillie anormale, et que la moindre pression le long de la partie inférieure de ces muscles était douloureuse. Une compresse longuette trempée dans un mélange résolutif et fixée par des compresses et une bande, maintint les choses en place. La malade garda le repos un mois et le 8 juin elle sortit guérie, marchant encore avec un peu de peine. Au moment de sa sortie, on constatait encore les traces de l'ecchymose que nous avons signalée plus haut, et un léger empâtement le long de la gaîne des péroniers latéraux, indice certain de la lésion que nous avons décrite plus haut.

Nous ne croyons pas que des muscles tels que les péroniers qui ont de la tendance à entrer dans des contractions spasmodiques, qui, dans certains cas, sont difficilement réductibles et qui peuvent être facilement déplacés à chaque mouvement du pied, si la gaîne fibreuse ne les retient pas en place, puissent se réduire d'eux-mêmes et se maintenir dans leur gouttière; c'est pourquoi cette opinion de M. Demarquay ne nous semble pas acceptable. Nous serions plutôt disposé à adopter une autre théorie, dont M. Demarquay lui-même est l'auteur (*loc. cit.*). La voici : « En ne tenant compte que « de ce que nous avons vu chez notre malade, on pour- « rait établir deux degrés dans cette lésion. Dans le pre- « mier, il y aurait déchirure simple de la gaîne sans « déplacement considérable du tendon. Dans le second, « au contraire, il y aurait à la fois déchirure de la gaîne « tendineuse et luxation des tendons sur la face externe « du péroné. » Dans le cas actuel, il s'agirait donc d'une simple déchirure de la gaîne, sans déplacement considérable des tendons. Mais pourrait-on expliquer par l'effet de cette lésion, relativement minime, l'impossibilité de la marche et surtout l'ecchymose considérable tellement considérable, qu'elle comble l'espace compris entre le péroné et le tendon d'Achille? N'a-t-on pas observé des déchirures complètes de la gaîne avec déplacement très-notable des tendons ne produire aucune ecchymose, la douleur étant assez faible et ne pouvant empêcher le malade de marcher jusqu'à l'hôpital? Enfin, ne voit-on pas, d'après le mécanisme ordinaire de la luxation, tel que nous l'avons décrit plus haut, que la violente contraction du muscle doit en produire nécessairement le déplacement après la déchirure de la gaîne? Ces réflexions nous portent à croire que dans le cas de M. Demarquay il ne s'agissait que d'une violente contusion de la région externe du cou-de-pied, ayant produit un épanchement séro-sanguinolent très-considérable; la gaîne a pu être fortement contusionnée et même à moitié déchirée, mais, dans tous les cas, la luxation des tendons n'a pas eu lieu, sans doute faute de contraction musculaire qui, comme nous l'avons dit, est la cause agissante de cette lésion.

MARCHE, DURÉE, TERMINAISON.

Les observations que nous avons rapportées montrent que les malades, après avoir été traités pendant un mois ou un mois et demi, selon l'intensité de l'accident, ont quitté l'hôpital à peu près guéris, c'est-à-dire que la marche était devenue facile, bien qu'il existât encore un peu de douleur, douleur produite par les mouvements, ou un peu de tuméfaction sur la partie externe du cou-de-pied; mais ces symptômes furent assez insignifiants pour que les malades demandassent à quitter l'hôpital avant qu'on leur eût accordé l'exeat.

On voit aussi, dans la plupart des cas, qu'on leur a conseillé de marcher pendant quelque temps à l'aide de béquilles ou d'une canne, mais ce fut plutôt dans un but préventif afin d'empêcher une rechute, car le pied doit rester faible et roide avant que les matériaux épanchés dans le tissu cellulaire se soient complétement résorbés.

La douleur spontanée ne dure que quelques heures et même moins, après l'accident; elle cesse surtout aussitôt que les tendons ont été réduits. Quand on parvient à maintenir la réduction, celle-ci ne devient permanente qu'au bout de quelques jours seulement; nous supposons qu'alors la lymphe plastique réparatrice entre en voie d'organisation et retient les tendons dans la gouttière malléolaire. M. Gosselin pense que des adhérences s'établissent entre la gaîne et les tendons; il se peut que ce soit à la traction exercée sur ces adhérences que soit dû la douleur très-modérée que parfois on éprouve encore pendant quelques semaines. Les mouvements des tendons doivent à la longue faire disparaître cette gêne; les malades cependant n'ont pas été observés assez longtemps pour qu'on puisse avoir une certitude à cet égard. M. Ch. Martins ne croit pas, comme M. Gosselin, à la formation d'adhérences entre la gaîne et les tendons. Si cette opinion se vérifiait le résultat qu'on en obtiendrait serait très-beaux, mais nous ne croyons pas qu'aucune autopsie soit jamais venue confirmer cette opinion.

La tuméfaction et l'ecchymose disparaissent plus ou moins promptement, selon leur intensité primitive et le traitement employé pour accélérer la résorption des produits épanchés; dans le cas observé par nous (Observation I), l'ecchymose n'a complètement disparu que trois semaines après l'accident, et le jour où le malade a été envoyé à Vincennes nous n'avons constaté qu'un très-léger empâtement de la région sous-malléolaire.

Les symptômes généraux sont presque nuls; l'appétit et le sommeil sont conservés; il existe une apyrexie complète.

PRONOSTIC.

Le pronostic de cette affection n'est pas grave, en ce sens que celle-ci ne met pas en danger la vie du malade, elle l'est cependant à l'égard du long traitement qu'elle nécessite. Un séjour prolongé au lit est toujours très-fâcheux surtout pour les ouvriers. En outre, les malades n'ayant pas été jusqu'ici assez longtemps observés pour permettre d'annoncer une guérison complète, nous ignorons si la gêne dans les mouvements et la faiblesse du membre, ne pourraient point constituer une infirmité d'une longue durée.

DIAGNOSTIC.

Le symptôme pathognomonique de la lésion étant, comme nous l'avons répété, la présence de la corde sur la face externe de la malléole péronière, dès que cette corde est trouvée, le diagnostic est fait. Toutefois, il peut arriver que l'épanchement séro-sanguinolent soit assez considérable pour masquer la corde et donner à penser qu'on se trouve en présence d'une entorse tibio-tarsienne.

Dans ce dernier cas, cependant, la douleur n'est pas limitée à la partie postérieure de la mallé ol, elle siége surtout au niveau des insertions ligamenteuses; le gonflement n'est point localisé à la partie externe du cou-de-pied, et l'ecchymose ne prend point cette forme spéciale décrite dans notre observation (Observation I); Le gonflement qui peut être très-léger dans les cas de luxation des péroniers est, d'ordinaire, très-considérable dans l'entorse (1).

La luxation des péroniers pourrait aussi être confondue avec une fracture du péroné. Celle-ci s'accompagne

(1) John Hunter, Œuvres complètes, traduites par G. Richelot. t. I, p. 574.

cependant de la crépitation osseuse caractéristique. Il est vrai que les tendons en se déplaçant peuvent produire un bruit qu'une personne peu expérimentée pourrait prendre pour de la crépitation osseuse, mais le fait même du déplacement des tendons est déjà décisif. Sir Astley Cooper (1), en s'occupant des fractures du péroné, affirme que les malades éprouvent l'impossibilité de poser le pied à plat sur le sol, sur lequel ils ne peuvent faire porter que le bord interne. Nous avons fait remarquer, au contraire (Observation I), que notre malade n'osait marcher qu'en mettant le pied à plat sur le sol.

On pourrait à la rigueur confondre la luxation avec une synovite tendineuse. Ici les antécédens de l'affection et l'absence de la corde, à laquelle nous sommes forcé de revenir à chaque instant, décideront la question.

TRAITEMENT.

Réduire la luxation et la maintenir telles sont les deux indications principales, auxquelles s'ajoutent tous les moyens destinés à accélérer la résorption des produits épanchés. La réduction est, en général, très-facile, à moins qu'il n'existe du spasme musculaire qui devient une véritable complication. Nous ne conseillerons pas, comme l'a fait M. Huguier (2), d'avoir recours à un poinçon, il vaudrait mieux faire sur le trajet des muscles péroniers des onctions avec des substances pouvant

(1) Astley Cooper, Traduction par Chassaignac et Richel, p. 172.
(2) Huguier, *Gazette des Hôpitaux*, 1847, p. 399.

faire cesser ces spasmes. Le repos absolu pendant deux ou trois jours amènerait, nous pensons, le même résultat. M. Robert croyait que le plus grand obstacle à la réduction tenait à la présence dans la gaîne de portions fibreuses déchirées et renversées. Dans ce cas-là, des frictions, des manœuvres réitérées sur le trajet de la gaîne suffiraient peut-être à placer celle-ci dans une situation favorable à recevoir les tendons.

Après la réduction, on appliquera immédiatement en arrière de la malléole péronière des compresses graduées, arrosées d'un liquide résolutif, qu'on maintiendra au moyen d'un bandage roulé; après quelques jours, quand les premiers symptômes inflammatoires auront disparu et qu'on aura acquis la certitude que les tendons se sont fixés dans la gouttière, on appliquera un bandage inamovible que le malade gardera trois ou quatre semaines. Il ne serait pas prudent d'appliquer, dès le commencement, le bandage inamovible, car le déplacement pourrait se reproduire sous l'appareil, à moins, toutefois, de laisser une ouverture qui permette d'examiner l'état des parties malades. Encore quelques jours de repos, et le blessé pourra alors se livrer à l'exercice de la marche, mais toutefois avec prudence et modération.

CONCLUSIONS.

La luxation des tendons des péroniers latéraux est une affection rare.

Elle est due à une contraction musculaire énergique, le pied se trouvant dans l'abduction forcée.

La disposition angulaire des tendons semble être très-favorable à ce déplacement.

La luxation peut avoir lieu quand le pied est retenu dans l'adduction, pourvu que la gouttière de la malléole externe ne soit pas assez large pour embrasser les tendons. La lésion peut porter à la fois sur les tendons des deux péroniers, ou seulement sur celui du long péronier ; le court péronier ne se luxe jamais seul.

Les signes les plus constants de cette lésion sont les suivants : douleur, gonflement et ecchymose ; ils siégent presque exclusivement ou avec leur maximum d'intensité, à la partie inférieure et externe de la jambe, en arrière de la malléole péronière. Mais le symptôme pathognomonique est la présence, sur la face externe de la malléole, d'une corde tendineuse roulant sous le doigt et se réduisant d'ordinaire avec facilité.

Le pronostic est assez grave, car le traitement que le malade doit subir est long et doit s'accompagner, dans la plupart des cas, du séjour au lit. Il est possible que la lésion laisse une certaine gêne dans la marche.

Le traitement consiste à réduire la luxation, à la maintenir réduite d'abord avec de la ouate ou des compresses graduées imbibées d'un liquide résolutif et une bande roulée, puis avec un appareil inamovible.

Paris. — A. PARENT, imprimeur de la Faculté de Médecine, rue M.-le-Prince, 29-31.

www.ingramcontent.com/pod-product-compliance
Ingram Content Group UK Ltd.
Pitfield, Milton Keynes, MK11 3LW, UK
UKHW020450230726
13925UKWH00005B/1849

9 782019 268992